DE LA
CATAPHORÈSE ÉLECTRIQUE

SES APPLICATIONS THÉRAPEUTIQUES

PAR

le Dʳ Étienne DESTOT

EX-INTERNE DES HOPITAUX DE LYON

ANCIEN AIDE D'ANATOMIE A LA FACULTÉ DE MÉDECINE.

———

Communication faite au Congrès de Médecine de Lyon 1894.

LYON

IMPRIMERIE DE L. BOURGEON

7, rue des Marronniers, 7

—

1894

DE LA
CATAPHORÈSE ÉLECTRIQUE

SES APPLICATIONS THÉRAPEUTIQUES

PAR

le Dr Étienne DESTOT

EX-INTERNE DES HOPITAUX DE LYON

ANCIEN AIDE D'ANATOMIE A LA FACULTÉ DE MÉDECINE.

Communication faite au Congrès de Médecine de Lyon 1894.

LYON

IMPRIMERIE DE L. BOURGEON

7, rue des Marronniers, 7

—

1894

DE LA CATAPHORÈSE ÉLECTRIQUE

Ses Applications thérapeutiques.

Il semble inutile au premier abord de revenir sur le
principe même de la cataphorèse électrique; mais il
existe tant d'opinions différentes à cet égard, c'est une
méthode si contestée, qu'on nous pardonnera d'insister
sur ce chapitre de physiologie avant d'entrer dans le
détail des observations que nous avons pu recueillir.

Les expériences que nous avons faites, présentent
cet avantage d'être contrôlées par des maîtres, et si
nous avons eu quelques difficultés à faire admettre nos
idées, en revanche la démonstration en a été plus sai-
sissante. A Lyon, dans les laboratoires de M. Gouy,
professeur de physique à la Faculté des Sciences; à
Paris, dans le laboratoire de M. Weiss, professeur
agrégé de physique à la Faculté de Médecine, nous
sommes arrivé à démontrer la justesse de nos con-
clusions.

Voici d'abord l'expérience capitale à laquelle Edison
a donné une célébrité incontestée.

Si l'on fait plonger dans un bain contenant du chlorure de lithium, électrisé positivement, le membre d'un
malade atteint d'arthrite goutteuse, le pôle négatif

étant mis en contact avec une portion quelconque du corps, au bout de quelque temps le tophus diminue, l'arthrite s'améliore et l'on trouve le lithium dans les urines.

L'ensemble du phénomène a reçu le nom de *cataphorèse électrique*.

Tel est le fait; voyons maintenant les explications que les physiciens en ont donné.

1° Pour les uns, il ne s'agit que d'*électrolyse ;* et l'on peut assimiler ce qui se passe à l'expérience suivante d'électrochimie : si l'on réunit en série trois capsules de porcelaine par des tubes remplis d'argile mouillée, les deux extrêmes communiquant avec les pôles $+$ et $-$ d'une pile et contenant des sels variables, on voit que les acides ou les bases traversent inversement la capsule intermédiaire pour se porter aux pôles respectivement fixés par les lois de Berthelot : les acides au pôle $+$, les bases au pôle $-$. Si la capsule intermédiaire contient un sel qui forme avec l'élément qui passe un composé insoluble, celui-ci reste précipité.

2° Dans une seconde opinion la cataphorèse existe pour l'organisme vivant comme pour tout milieu liquide; on sait que si l'on plonge les deux électrodes d'une pile dans de l'eau contenant des particules solides, poussière de charbon, etc., on voit les éléments solides s'orienter et se diriger dans le sens du courant: c'est là la *cataphorèse typique*.

3° Enfin, la dernière hypothèse est celle que Rémak, en 1854, avait formulée sous le nom de *catalyse*. C'est l'ensemble des phénomènes physiologiques produits par le passage du courant continu sous haute intensité déterminant au niveau des pôles, une exagération de toutes les fonctions, vascularisation, innervation, etc. favorisant l'imbibition de la peau.

Faisant table rase de ces théories, nous avons cherché à nous créer une opinion basée sur la seule expérimentation.

Le point capital qu'il ne faut pas perdre de vue, c'est que l'on ne peut compter que sur l'expérience faite sur l'homme dont la peau est douée de qualités telles que nulle autre ne lui est de près ou de loin assimilable. Sa constitution anatomique, ses fonctions, son mode d'organisation et de résistance aux agents extérieurs ne se trouvent nulle part dans la série animale, et l'on doit dénier aux expériences faites sur d'autres peaux toute signification.

Dans l'expérience d'électrolyse précitée, c'est l'homme qui représente la capsule intermédiaire et l'on ne saurait comparer les deux diaphragmes de peau qu'il oppose au courant et au transport des ions aux tubes d'argile si faciles à traverser.

Nos expériences ont donc été faites sur l'homme ou sur la peau humaine et nous allons les analyser brièvement.

Reprenant l'expérience d'Edison nous nous sommes plongé les deux avant-bras dans deux bains, le positif contenant du chlorure de lithium à 5 pour %, le négatif contenant de l'eau salée. I. $=$ 35 M. A : Volt $=$ 70 pour fixer le principe même du passage du sel. Au bout de 24 heures, nos urines étant analysées heure par heure, nous avons pu constater dans le spectre l'apparition de la raie rouge spécifique du lithium. Dans de nombreuses expériences nous avons toujours retrouvé ce métal et ce fait a été contrôlé soit à Lyon soit à Paris, en particulier, par M. Weiss, professeur agrégé de physique et par M. Henriot, professeur agrégé de chimie à la Faculté de Médecine. Voici d'ailleurs les circonstances qui accompagnent ce passage :

1° Le métal ne se trouve qu'après 24 heures, la bande rouge d'absorption d'abord estompée s'affirme le deuxième et le troisième jour pour décroître et di·paraître le cinquième.

2° L'intensité employée n'a qu'une influence relative, au delà d'un certain quantum, 30 à 40 M. A., le résultat est le même.

3° Le titre de la solution est sans importance sur le moment de l'apparition du lithium.

4° La répétition des séances ne provoque pas un passage plus rapide; il faut toujours 24 heures après la première séance.

5° La durée du bain a été de 30' en moyenne; les séances de 45' et de 60' n'ont que l'inconvénient d'être plus difficiles à supporter.

6° Il est essentiel de nettoyer la peau et de la débarrasser des graisses qui l'enduisent normalement et forment avec les sels employés dés savons qui empêchent l'absorption. Le lavage à l'éther s'impose sans quoi l'eau ne mouille pas.

Les *phénomènes physiologiques* que l'on peut noter sont : d'abord en augmentant l'intensité de 1 à 20 M. A. des fourmillements et des picotements surtout sensibles à la limite du bain entre la peau immergée et la peau sèche; arrection des follicules pileux; retentissement à distance des phénomènes d'engourdissement au niveau des coudes et des épaules; puis le fourmillement du début fait place à une vaso-dilatation intense du réseau cutané, ponctuée, morbilliforme, manifeste surtout aux orifices glandulaires, elle peut se changer au bout de quelques séances en un véritable érythème. Si l'on opère avec des sels de fer, leur dépôt donne lieu à un véritable tatouage persistant, très démonstratif. Souvent lorsque la séance a duré une demi-heure sous une I. de 35 à 45 M. A., il se produit un épaississement général de la peau immergée qui est séparée de la peau saine par un véritable bourrelet rouge, saillant au doigt et à l'œil qui peut persister deux ou trois heures. Les orifices glandulaires extrêmement dilatés donnent à la peau l'aspect de la peau d'orange et l'on peut en obtenir, suivant la méthode d'Aubert, des figures très probantes avec le papier au nitrate d'argent.

La température locale est en rapport direct avec la vaso-dilatation et l'on peut noter une élévation de 0°5, 0°6, 0°7 persistant autant que cette dernière.

Enfin on note une série de phénomènes très singuliers sur la valeur desquels nous ne sommes pas encore complètement édifiés, ce sont les variations de la résistance au passage du courant. Ces variations sont de plusieurs ordres :

1° Si par exemple on arrête le rhéostat lorsque l'ampèremètre marque 35 M. A., au bout de 5 minutes l'aiguille marque 40 M. A., il faut donc que dans le bain la peau se soit orientée pour permettre un passage plus rapide ou que son imbibition l'ait rendue plus conductrice.

2° La résistance varie de 5 M. A. en moyenne avec les secousses musculaires ou nerveuses, volontaires ou involontaires.

3° Si l'on a soin d'examiner le voltage nécessaire pour faire passer la même intensité, on voit qu'il varie avec les différents malades d'une part, avec les sujets sains d'autre part et qu'enfin chez un malade il descend progressivement avec la répétition des séances en même temps que la sensibilité au courant augmente. Nous reviendrons, d'ailleurs, dans des recherches ultérieures, sur ces variations parfois considérables puisqu'elles oscillent pour la même intensité 30 M. A entre 20 et 70 volts. Elles semblent être sous la dépendance du système nerveux.

Tel est l'ensemble des phénomènes physiques et physiologiques que l'on peut noter dans une séance de cataphorèse. Il s'en dégage deux points capitaux :

1° il existe une constante physiologique importante, le temps de 24 heures qui s'écoule entre la première séance et l'apparition du métal dans les urines ; ni l'augmentation de l'intensité ni la répétition des séances ni le titre de la solution employée ne font varier cette donnée. Par la voie gastrique ou hypodermique le lithium apparaît au bout de 6 heures dans les urines quelquefois même avant.

2° La longue durée de l'élimination qui permet à un malade d'être 4 jours sous l'influence d'un médicament pour une seule séance d'électrisation.

L'action de cette méthode thérapeutique comprend deux facteurs qu'il est difficile de séparer : 1° l'action du courant continu ; 2° l'action propre du médicament.

Dans l'expérience d'Edison le goutteux voit ses tophus diminuer ; est-ce la lithine ou le courant continu qu'il faut invoquer ? Si dans le même cas on fait des injections hypodermiques de lithine on n'observe rien ; si par contre en soumet le malade au simple courant les mouvements s'améliorent sans toutefois donner des résultats aussi beaux qu'avec l'action combinée du courant et du lithium.

Pour analyser les faits d'un peu plus près nous avons institué différentes séries d'expériences.

1° Nous avons mis dans un bain contenant du chlorure de lithium des tophus, des calculs vésicaux d'acide urique et d'urate de soude. Saisissant ces concrétions entre les mors d'une pince spéciale contenant l'un le pôle +, l'autre le pôle — nous avons fait agir le courant sur une haute intensité sans jamais rien obtenir et cependant les conditions dans lesquelles nous nous trouvions placé devaient produire le maximum d'effet puisque le calcul étaient directement saisi et plongé dans la lithine. Si par contre on procède de la même manière en remplaçant la lithine par un sulfate quelconque on voit la pierre se désagréger surtout au pôle positif ; mais il ne s'agit dans ce cas que d'une action électro-chimique facile à comprendre ; l'acide sulfurique, à l'état naissant déplaçant l'acide urique. Ces expériences avaient été faites depuis longtemps à Lyon avec des calculs que nous devions à l'obligeance de M. le professeur Poisson et de M. le professeur agrégé Chandelux lorsque M. Yvon publia son petit travail à la Société de Biologie. Si nous n'avonsrien publié à cet égard c'est qu'il s'agit d'une expérience qui n'a pas d'application pratique, l'électrolyse d'un calcul demandant 5 à 6 heures pour obtenir une petite perforation.

2° Dans une *seconde série d'expériences* nous avons cherché à faire passer à travers la peau humaine, prise comme membrane de dialyseur, différents sels métalliques. Grâce à l'obligeance du professeur Polosson nous avons recueilli différents lambeaux provenant d'amputation de seins et de cuisses pour ainsi dire vivants puisque nos expériences étaient toujours terminées une heure et demie après l'ablation. Ces peaux tendues comme un diaphragme entre deux solutions contenant l'une le sel à éprouver et le pôle $+$, l'autre une solution de chlorure de sodium à 5 % et le pôle $-$, n'ont jamais été traversées de part en part malgré une intensité de 50 M.A. pendant une demi-heure. Ces essais ont été faits avec des sels de plomb, de lithine, de fer et même avec l'iodure de potassium ; dans ce dernier cas il va sans dire que la surface externe de la peau correspondait au pôle $-$. Après le dégraissage de la peau à l'éther avant et après la séance nous avons calciné notre diaphragme et recherché dans les cendres les différents sels employés que nous avons toujours retrouvés. Leurs éléments avaient donc pénétré à une certaine profondeur sans toutefois arriver à un passage total. S'il s'était agi dans l'espèce d'une électrolyse nous aurions dû retrouver les sels mélangés à notre eau salée.

Outre l'expérience fondamentale faite avec le lithium nous avons fait sur différents sujets des recherches avec des sels de fer, de plomb, de mercure et la série des phénomènes physiologiques que nous avons décrits s'est toujours reproduite. Pour l'iodure de potassium, que nous avons pris comme type des recherches des corps électro-négatifs, il convient de s'arrêter un peu plus longuement. Reprenant les expériences de Brondel, d'Alger, et de Lauret de Montpellier, nous avons cherché à faire passer l'iode à travers les tissus. Dans l'hypothèse d'une électrolyse en effet les corps électro-négatifs doivent aussi bien passer que les corps électro-positifs, mais jamais nous n'avons trouvé de trace d'iode dans les urines; pourtant la combinaison K I est au point de vue électro-chimique la plus facilement décomposab'e et, d'autre part, au point de vue physiologique, sa diffusibilité est extrême dans l'organisme. L'expérience la plus frappante parmi beaucoup d'autres est celle qu'a faite avec nos appareils M. Yvon l'urologiste si compétent.

Malgré une intensité de 50 à 60 M.A. supportée pendant 45', jamais on n'a pu trouver de trace d'iode dans les urines; la révulsion produite était si intense qu'elle persista pendant 24 heures avec un empâtement énorme de la région. Si je rapporte cette observation c'est qu'elle est absolument typique, qu'il est difficile d'exiger des malades une pareille tolérance et qu'enfin la qualité de l'observateur la met hors de doute.

CONCLUSIONS.

De toutes ces recherches il résulte :

1° L'évolution pour ainsi dire cyclique du lithium dans les urines, son apparition au bout de 24 heures, sa lente élimination, l'absence du passage du même sel à travers la peau humaine prise comme membrane de dialyseur, le défaut de passage des corps électro-négatifs, montrent qu'ils ne saurait être question d'une *électrolyse* comme l'entendent les physiciens. L'action directe du courant sur les concrétions tophacées est restée nulle au milieu du lithium et ce fait corrobore encore cette opinion.

2° La *cataphorèse typique* ne tient pas compte des modifications physiologiques importantes créées par le courant continu ; il faut donc en revenir à l'ancienne opinion de Rémak, à la *catalyse*. C'est en effet le courant continu qui provoque l'irritation sepsitive de la peau, la vaso-dilatation réflexe qui lui fait suite, le gonflement général des téguments, la dilatation des glandes, en un mot l'exagération de nutrition qui se produit dans la zone immergée ; le transport des médicaments est secondaire. Sous l'influence de la tension électrique, les sels, soit décomposés soit intacts, se précipitent dans le sens du courant, trouvent devant eux les orifices glandulaires béants, les imprègnent et sont repris ultérieurement par la circulation lymphatique et sanguine de la même façon que dans l'ictère les pigments billiaires. Les sels de fer montrent particulièrement bien ce processus par leur tatouage révélateur.

Ainsi s'explique la lenteur de l'apparition du métal dans les urines, par la lenteur de l'assimilation et de la résorption du lithium par les réseaux cutanés, lenteur inexplicable d'une façon autre. S'il s'agissait en effet d'une électrolyse les ions pénétrant facilement dans l'intimité des tissus, imprégneraient aussi les vaisseaux et paraîtraient rapidement dans les urines. D'autre part nous avons vu que les corps électro-négatifs ne passaient pas.

Quoi qu'il en soit l'application des bains électriques médicamenteux sous haute tension présentent sur toute autre méthode d'absorption, de gros avantages ;

1° La longue durée de la résorption du sel employé qui permet de mettre un malade pour ainsi dire en tension médicamenteuse pendant plusieurs jours.

2° Le mode d'action localisée donne au point d'application le maximum d'effet. Le médicament agit d'abord au point de contact, puis secondairement se répand dans tout l'organisme. Par contre il faut se défier du dualisme de ses facteurs et ne pas attribuer à une action médicamenteuse un résultat qui se rapporte au courant continu et réciproquement. Dans la seconde partie de notre travail nous allons voir les difficultés d'interprétation surgir surtout à propos du traitement du rhumatisme chronique où l'on hésite à rapporter à la lithine employée un effet que peut produire seul le courant continu.

APPLICATIONS THÉRAPEUTIQUES.

Comprise ainsi que nous venons de le définir, la cataphorèse électrique devient une méthode d'absorption nouvelle capable de recevoir de nombreuses applications thérapeutiques. En raison de la localisation de l'agent au point de contact du bain électrique, elle s'applique principalement aux maladies générales localisées, sur les principes desquelles elle réagit secondairement ; par la lenteur de son action elle vise surtout les affections chroniques et permet d'utiliser des doses qui normalement ne seraient pas supportées. Enfin grâce au principal de ses facteurs, l'électricité, elle est indiquée surtout dans les affections qui lèsent les nerfs déterminant des troubles trophiques ou sensitifs, ou enfin dans toutes ces maladies par ralentissement de la nutrition qu'a si bien décrites le professeur Bouchard. On voit l'étendue du champ thérapeutique qu'elle peut occuper. Nous, nous l'avons surtout étudiée :

1° Dans le rhumatisme articulaire aigu, subaigu et chronique ;

2° Dans la goutte ;

3° Dans les anémies ;

4° Dans la tuberculose osseuse et articulaire.

Rhumatisme articulaire aigu.

Dans le rhumatisme articulaire aigu, la cataphorèse donne d'excellents résultats dans les formes rebelles au salicylate de soude. Elle agit surtout sur l'élément douleur et le pôle positif détermine une sédation marquée dans les troubles de la sensibilité. Elle agit aussi sur les empâtements diffus péri-articulaires déterminés par la fluxion rhumatismale qui rétrocède comme par enchantement. Mais il ne saurait être question ici d'un principe médicamenteux. Le chlorure de lithium que nous avons employé peut très bien être remplacé par le chlorure de sodium et l'on pourrait justement dénommer ce chapitre de l'action du courant continu à haute tension sur le rhumatisme articulaire aigu. C'était déjà là l'opinion de Rémak. Dans sept cas nous avons employé cette méthode, la lithine a été mise dans le bain quatre fois, dans les trois autres nous nous sommes contenté d'un bain salé, les effets obtenus ont été sensiblement les mêmes. Nous n'insistons pas sur les détails de ces observations qui ne présentent rien de bien intéressant; il en serait de même de certains cas de rhumatisme musculaire, de lumbago et de sciatiques que nous avons traités par la même méthode chez lesquels le courant continu a déterminé rapidement la cessation des douleurs et une guérison rapide.

Ce sont là des faits connus sur lesquels nous n'avons pas à insister.

Rhumatisme subaigu.

C'est dans cette forme que notre méthode nous a donné les résultats les plus remarquables. Nous ne voulons pas parler ici de toutes nos observations, voulant nous réserver pour les malades qui nous ont été fournis par les médecins de l'Hôtel-Dieu de Lyon. Ces faits ont été en effet contrôlés et examinés avec la plus grande impartialité et nous sommes heureux de remercier ici nos maîtres de leur bienveillant accueil et de leur empressement à soutenir de leur autorité une méthode nouvelle ou du moins paraissant telle. Les observations qui suivent peuvent facilement se résumer :

1° Salle I^{res} femmes. Service de M. Drivon. Jeune fille de 22 ans. — Rhumatisme mono-articulaire du genou gauche datant de deux mois et demi, gonflement énorme de l'articulation, douleurs très vives, exagérées encore par un état névropathique très accentué, amyotrophie considérable de la cuisse, début du traitement le 22 août. Après la première séance le sommeil revient et l'empâtement diminue, la malade marche au bout de quinze jours. Le traitement au salicylate de soude et à l'antipyrine était resté sans résultat appréciable.

2° Malade du même service, 20 ans. — Rhumatisme mono-articulaire coude gauche, œdème énorme de tout le membre, douleur suraiguë depuis 40 jours, la maladie a débuté par une attaque généralisée. Au bout de 2 séances le sommeil revient, l'œdème diminue et au bout de 10 séances le bras commence à reprendre ses fonctions.

3° X..., cordonnier, 35 ans, rue Molière, 43. — Rhumatisme subaigu du poignet gauche datant d'un mois, amélioration subite et résultat ; au bout de 2 séances les doigts se fléchissent sauf l'annulaire qui garde un peu de raideur. Au bout de 8 jours le malade est complètement guéri.

4° Salle IIIes femmes. Service de M. Clément. Femme 28 ans. — Rhumatisme subaigu de l'épaule et de la main droite ; amélioration rapide en quelques séances.

5° Salle I^{res} femmes. — Rhumatisme localisé du genou gauche chez une femme de 24 ans ; amélioration persistante. La malade est encore en traitement.

6° Salle IIes femmes. Service de M. Bouveret. Femme de 31 ans — Rhumatisme localisé au genou gauche ; amélioration plus lente. La malade sort de l'Hôtel-Dieu incomplètement guérie au bout de 15 séances.

En résumé, les malades que nous avons classés dans cette catégorie présentaient la même histo're clinique, c'est pourquoi nous avons négligé de rapporter en détail leurs observations. Généralement, la maladie débute par une attaque de rhumatisme aigu généralisé qui rétrocède et se confine à une seule articulation. Celle-ci présente un empâtement diffus péri-articulaire avec un peu d'épanchement, les douleurs sont moins vives qu'au début, la fièvre tombe mais le membre conserve une impotence totale. On note des troubles de sensibilité et des troubles trophiques considérables sur lesquels nous reviendrons dans un travail d'ensemble et que nous nous contentons ici seulement d'indiquer.

Rhumatisme chronique.

A côté de rhumatisme articulaire subaigu et y faisant suite très fréquemment, nous allons trouver une forme qui est pour ainsi dire l'aboutissant, soit du rhumatisme articulaire aigu, soit du subaigu dont il est une des terminaisons fréquentes. Les observations que nous classons dans ce cadre arbitraire ont un air de parenté qui nous les a fait rassembler dans une description commune qui n'a rien de classique. Quand on aborde l'étude du rhumatisme chronique on se perd dans une foule de classifications provenant de ce que les différents auteurs se sont contentés la plupart du temps de signes objectifs pour établir leur distinction. Le rhumatisme chronique est une étiquette simple qui cache un produit composé et sans vouloir ici entreprendre une étude au-dessus de nos moyens, nous nous sommes contenté de classer les faits cliniques que nous avons eus sous les yeux en des groupes qui nous ont paru avoir le plus d'affinité. Nous les avons soumis au même procédé thérapeutique, c'est en nous plaçant à ce point de vue que nous avons classé nos observations.

Première catégorie. — Rhumatisme chronique succédant à une poussée aiguë ou subaiguë s'établissant rapidement au bout de 3 à 6 mois, localisé dans un petit nombre d'articulations, surtout aux grandes, caractérisé par la sclérose rapide, les rétractions tendineuses, les atrophies musculaires prédominantes, l'impotence rapide, les déformations osseuses peu considérables.

1° Malade, 42 ans, originaire d'Aix-les-Bains. Service de M. Bouveret. — Ankylose du genou droit, en situation rectiligne, ankylose de l'articulation métacarpo-phalangienne de l'annulaire droit. Tous les traitements ont été employés sans succès ; amélioration rapide du genou. La malade peut marcher en 10 séances et l'on gagne facilement 30 degrés.

2° Malade de M. Drivon ; jardinier, 52 ans. — Raideur du poignet droit et des articulations de toute la main qui ne peut se fermer complètement ; au bout de 10 séances, le malade peut porter un arrosoir et faire son travail dans de meilleures conditions.

3° Malade de M. Clément, Sainte-Jeanne, n° 25. Malade de 28 ans, les deux pieds sont pris, leurs mouvements limités et douloureux surtout à l'articulation tibio-tarsienne ; amélioration rapide et très nette.

4° Jeune homme de 25 ans, employé au P.-L.-M. Service de M. Bouveret. — Les pieds et les mains sont pris ; reprise de mouvements très rapidement.

5° J..., crieur public, 45 ans. — Les articulations du pied droit sont ankylosés. Poussées subaiguës de temps en temps, œdème considérable et atrophie de tout le membre ; malade depuis vingt ans ; amélioration, puis rechute et amélioration définitive ; il a fallu 40 séances.

Tous ces malades ont été guéris ou améliorés d'une façon incontestable. Dans cette catégorie, on note aussi des troubles nerveux considérables que nous avons signalés dans les autres formes.

Deuxième catégorie. — Rhumatisme poly-articulaire chronique.

Quatre observations, quatre femmes; une observation concerne une jeune fille de 25 ans qui présente des lésions moins avancées que les trois autres. Celles-ci ont trait à des femmes de 36 à 42 ans, chez lesquelles des grossesses multipliées paraissent avoir eu une influence néfaste.

Déformations osseuses et tendineuses considérables, les membres sont le plus souvent immobilisés dans des situations vicieuses dues aux rétractions fibreuses, aux atrophies musculaires, aux lésions de toutes les parties constituantes de l'articulation. L'épanchement intra-articulaire n'est qu'un épiphénomène, les tissus péri-articulaires ne sont pas empâtés, c'est de l'arthrite sèche. Etat névropathique très accentué, hyper-excitabilité telle que le traitement est difficilement accepté et supporté aussi, à part la première observation; les trois autres ont renoncé à toute intervention après deux ou trois séances. Un état d'anémie extrême, des lésions cardiaques assez avancées, la difficulté de mettre les malades au bain et de trouver une situation favorable, la cryesthésie si fréquente chez les rhumatisants, exagérée encore chez elles, toutes ces causes réunies ont empêché d'instituer un traitement régulier et par conséquent d'une valeur appréciable.

1° Rose P..., 25 ans, service de M le professeur Bondet. — Lésions articulaires considérables surtout sensibles aux genoux et aux mains, les pieds sont ankylosés depuis long-temps. Début il y a 6 ans, nombreuses séances, amélioration puis rechute. Actuellement en traitement.

2° Service de M. Bouveret, femme de 42 ans, 4 enfants. — Arthrite généralisée à toutes les articulations, sauf la colonne vertébrale et la tête, les genoux sont fixés dans une position vicieuse ; névropathie intense.

3° Service de M. Drivon, femme de 30 ans, 6 enfants. — Malade depuis 6 ans, toutes les articulations sont prises, même celle de la mâchoire, névropathie intense.

4° Malade du docteur Sénac, 38 ans. — Dans les mêmes conditions.

Peu ou pas de résultats chez la première ; rien chez les trois autres.

Comme chez les malades précédents, troubles nerveux très accentués.

Troisième catégorie. —
Rhumatisme déformant des adolescents.

Déformations envahissant les articulations des pieds et des mains sans aucun début aigu. Insidieusement et progressivement les articulations se prennent et arrivent à simuler les enchondromes de ces régions. L'affection est lente, envahissante, les têtes articulaires sont noyées dans un tissu mou fibro-élastique qui détermine des déformations énormes. L'âge des malades nous les fait mettre dans un type à part.

1° Sophie N..., service de M. le professeur Bondet. — Rhumatisme déformant les mains, les pieds, les genoux, datant de 2 ans, torticolis rhumatismal fixant la tête de la malade. Amélioration sensible des articulations des pieds, le torticolis diparaît. Chose singulière, l'électrisation de la colonne cervicale donne naissance à la réaction galvanique du glosso-pharyngien, saveur styptique dans la bouche ; les mains ont des mouvements plus étendus, les lésions persistent du côté des os.

2° G..., 22 ans, début en 1888. Psoriasis persistant depuis l'enfance ; le rhumatisme a débuté par les pieds ; en 1890, les articulations des mains sont envahies par de petites poussées insensibles. Malgré la multiplicité des traitements et des agents médicamenteux employés, les lésions progressent. Depuis le 24 juillet, traitement à peu près régulier, les mouvements sont plus libres et les lésions paraissent rétrocéder, le pourtour du poignet a diminué de 2 centimètres, les poussées qui se produisaient avant le traitement ont complètement cessé.

3° Jeune fille, 20 ans, service de M. le professeur Teissier. — Fièvre typhoïde à 12 ans. 18 mois après, début de l'affection par les articulations des pieds, rétrécissement mitral ; à 16 ans les mains sont envahies et donnent lieu à des déformations considérables, le poignet gauche surtout semble atteint de cal vicieux. Première séance le 25 septembre : la malade va mieux, se sent plus de force, mais on ne note aucun progrès sensible du côté des articulations, les mouvements seuls sont améliorés.

Quatrième catégorie. —
Rhumatisme déformant de la vieillesse.

Cette forme paraît surtout en rapport avec l'artériosclérose et coïncide souvent avec un léger degré de néphrite et un bruit de galop.

1° Malade du professeur Teissier, femme, 68 ans. Déformation des pieds et des mains dont toutes les articulations sont noueuses et enraidies. La malade accuse un mieux dans les mouvements mais c'est un fait purement subjectif.

2° Femme, 52 ans, service du professeur Teissier. Même déformation des doigts. La malade sort très améliorée de l'hôpital.

3° Femme, 52 ans, service du professeur Teissier. Déformation considérable des mains. Les articulations des genoux et des pieds sont prises. On ne traite que les mains, les mouvements reviennent un peu. La malade accuse plus de force pour fermer et étendre les doigts, mais les lésions osseuses et articulaires n'ont pas diminué.

Enfin, à côté de ces formes nous avons rencontré une malade de 45 ans présentant des altérations limitées aux gaines tendineuses des deux poignets, sans lésion des têtes osseuses articulaires. Amyotrophie considérable des muscles de l'avant-bras et de la main, douleurs très vives provoquant l'insomnie, étendues des épaules jusqu'aux extrémités des doigts ; ces douleurs spontanées paroxystiques ne s'éveillent pas à la pression ; la fermeture complète des mains est impossible. Sous l'influence du traitement ces phénomènes disparaissent mais l'empâtement persiste.

Telles sont les observations que nous avons pu recueillir en trois mois dans les différents services de l'Hôtel-Dieu. Les catégories que nous avons établies montrent bien la diversité des cas auxquels nous avons eu affaire. Sur les 22 cas de rhumatisme subaigu ou chronique que nous avons traités, nous avons recherché, comme dans les cas du rhumatisme articulaire aigu, à faire la part du médicament employé et celle du courant continu et nous sommes arrivé à nous convaincre de la prédominance de ce dernier. Lorsque, en effet, on remplace le bain de lithine par de l'eau salée on arrive au même résultat. C'est à notre avis le courant continu sous haute intensité qui est le véritable agent thérapeutique. Nous arrivons donc à l'opinion ancienne de Rémak qui avait déjà indiqué d'une façon magistrale les remarquables effets du courant galvanique sous haute tension.

Si, maintenant, on veut analyser les différents phénomènes que l'on observe dans les localisations articulaires du rhumatisme, on voit que partout on rencontre des troubles nerveux considérables, qu'il s'agisse du rhumatisme articulaire aigu, subaigu ou chronique, ce sont d'abord des troubles de *sensibilité* qui sont les premiers en date et qui ont la prédominance.

Ces troubles sont variables et portent sur les différents ordres de sensibilité :

1° Les douleurs aiguës, suraiguës, paroxystiques ou revenant par crises, présentent un caractère bien particulier, et ne sont pas en rapport direct avec le gonflement articulaire, puisqu'elles le précèdent et souvent rétrocèdent avant que celui-ci ait disparu.

Elles sont surtout spontanées et quelquefois n'existent pas à la pression.

Souvent le malade ne sent pas le passage du courant, et cette insensibilité particulière fait place au bout de deux séances à une hyperesthésie remarquable.

La thermesthésie est souvent modifiée : tantôt c'est une cryesthésie extrême qui semble la règle chez les rhumatisants ; tantôt, au contraire, le malade ne perçoit pas le contact d'un bain chaud ou d'un bain froid.

Enfin, le malade accuse des sensations de brûlure,

d'état de chaleur intense, qui fait qu'il s'agite toute la nuit sans trouver une place fraîche, et l'on note, au contraire, un état de frigidité de la peau.

Du côté de la motricité, l'impotence tient à deux causes : 1° la crainte de la *douleur ;* 2° les *troubles* trophiques.

Les *troubles trophiques* sont de beaucoup les plus importants :

C'est d'abord l'empâtement péri-articulaire et l'épanchement intra-articulaire qui semblent sous la dépendance d'une vaso-dilatation réflexe consécutive à la douleur. Cette fluxion qui, par sa soudaineté et sa fugacité, constitue un caractère important du rhumatisme, laisse souvent derrière elle, des adhérences dans les gaines tendineuses et aboutit souvent à la sclérose de tous les tissus péri-articulaires.

Mais, à notre avis, les troubles les plus remarquab'es sont les amyotrophies qui se produisent avec une rapidité extraordinaire ; d'origine réflexe, elles jouent un rôle prépondérant dans l'impotence du rhumatisme.

Les troubles trophiques du côté de la peau caractérisés par la tendance à la gangrène, à l'ulcération produite par le moindre choc, la croissance exagérée des phanères, l'état parcheminé du derme, s'observent aussi fréquemment. Enfin, les lésions osseuses et articulaires, qui sont le terme ultime de l'évolution du rhumatisme chronique, représentent au contraire un des premiers symptômes du rhumatisme déformant et constituent ainsi la limitation facile des deux affections.

Sans vouloir ici soutenir une opinion touchant la

naturo du rhumatisme, on ne peut s'empêcher d'ac-
corder une grande importance aux phénomènes nerveux que nous signalons. Si l'on tient compte de la
physiologie des articulations, si l'on veut bien remar-
quer l'équilibre admirable qui maintient le jeu des
antagonistes, la sensibilité musculaire exquise qui
limite et dirige tout l'appareil locomoteur, si l'on exa-
mine, d'autre part, les déviations rapides que l'on
observe pour la moindre lésion nerveuse, soit des
centres, soit des conducteurs et dont les troubles du
réflexe patellaire sont le plus bel exemple, si enfin on se
rappelle la rapidité des amyotrophies consécutives au
moindre traumatisme articulaire, on ne peut s'empêcher de penser que le danger du rhumatisme chronique
est secondaire et consécutif à un trouble primitif de
la sensibilité retentissant secondairement sur la moelle
par voie centripète et pouvant à la longue y déterminer une lésion vraie.

Quelle que soit l'origine du rhumatisme, microbe,
ptomaïne, ralentissement de la nutrition acide lactique,
etc., la matière peccante se porte sur les extrémités
sensitives nerveuses, surtout dans les points qui tra-
vaillent le plus et, dans la machine humaine, comme
dans toute machine, c'est surtout aux jointures que se
fait l'effort, de là, à déterminer des douleurs et les
troubles réflexes qu'elles entraînent du côté de la
nutrition de tout l'appareil locomoteur, il n'y a qu'un
pas. L'histoire du rhumatisme, d'ailleurs, est en faveur
de cette hypothèse : qu'il s'agisse de sciatique ou de
névralgie faciale, le caractère de la douleur dispropor-
tionnée avec la lésion, son état fluxionnaire sont en

faveur d'une lésion nerveuse. Celle-ci peut très bien se localiser sur les nerfs des articulations provoquant alors les séries de troubles que nous avons signalés : névralgie dans le rhumatisme articulaire aigu, névrite dans le rhumatisme chronique, retentissement médullaire.

Or, tout le danger vient des troubles consécutifs produits dans l'appareil locomoteur, dont le *primum movens* est la douleur, c'est donc sur elle qu'il faut diriger tout effort thérapeutique.

Dans tous ces cas, qu'il s'agisse du rhumatisme articulaire aigu, subaigu ou chronique, le courant continu trouve son indication; il produit en effet un véritable massage des conducteurs, rétablit la continuité de l'influx nerveux en excitant l'état électrique du nerf et c'est, en somme, le meilleur agent thérapeutique que l'on puisse employer pour agir directement sur le système nerveux.

Dans le rhumatisme déformant il n'en est plus de même ; mais, ici, il semble que la maladie articulaire ne soit qu'un symptôme d'une maladie nerveuse de la moelle ou des cordons nerveux et que les troubles considérables dans la nutrition des os et de l'appareil articulaire que l'on observe soient une dépendance d'un trouble trophique primitif.

De la Goutte.

C'est une maladie que l'on ne rencontre guère dans les hôpitaux et nous sommes forcé de baser notre opinion sur des faits empruntés à la clientèle privée.

Nous avons pu recueillir cinq observations chez lesquelles le traitement préconisé a été du meilleur effet.

Qu'il s'agisse d'affections anciennes ou d'attaques récentes, l'opinion soutenue par Edison s'applique dans son intégrité. Dans les cas récents surtout, le traitement fait merveille, l'enflure et la douleur du gros orteil disparaissent en trois séances ; dans les cas anciens, il faut plus de temps, mais, néanmoins, on voit le tophus diminuer à l'œil et au doigt, c'est dans ces cas que la lithine joue le plus grand rôle.

Anémie.

Deux malades, du service du professeur Bondet, se sont très bien trouvées d'un traitement au protochlorure de fer. Nous n'insisterons pas sur les détails de ces observations qu'il nous suffit de signaler comme une application intéressante de la cataphorèse.

Tuberculose.

A la suite d'expériences faites sur les animaux, nous avons cru trouver dans l'emploi des sels de plomb en thérapeutique, un spécifique contre la tuberculose. L'emploi des sels insolubles de ce métal nous ayant donné quelques résultats cliniques, nous avons essayé d'introduire dans l'organisme des sels de plomb par cataphorèse. L'absorption lente, par cette voie, de quantités très petites, nous permettant d'agir directement au maximum sur les tuberculoses locales sans déterminer d'intoxication, nous a fait essayer, dans certains cas de tuberculose articulaire, l'emploi du plomb; nous avons choisi le sous-acétate qui présente cet avantage de précipiter facilement les sels organiques et de former ainsi une coagulation in situ de sels insolubles.

4 observations :

1° Arthrite du poignet droit chez un homme de 48 ans, service de M. le professeur Polosson, remplacé par le docteur Albertin. — Les os de la première rangée du carpe ont été évidés, fistules persistantes et récidive de la plaie. Amélioration rapide, le malade est envoyé à Longchène.

2° Jeune homme de 16 ans, même service. — Tuberculose du poignet gauche limité au trapézoïde et à la tête du premier métacarpien; curetage et grattage de ces os à différentes reprises, récidive dans les plaies opératoires, quatre séances espacées de 8 jours en 8 jours. Amélioration : les trajets fistuleux s'oblitèrent, le pus diminue et le malade se sert de son pouce beaucoup plus facilement, il fait du filet toute la journée. A beaucoup engraissé. Encore en traitement.

3° Malade de 32 ans, service de M. A Polosson. — Arthrite fongueuse et purulente du genou droit, déformation du membre, fièvre, douleurs extrèmes, spontanées ou provoquées, l'articulation est rouge, luisante et tendue. On allait pratiquer la résection lorsque M. Polosson voulut bien surseoir à son intervention. Le malade se sent mieux depuis trois séances, les douleurs ont diminué. Il est encore en traitement, mais les phénomènes généraux se sont sensiblement modifiés.

Le quatrième malade n'a pas encore pu donner quelques résultats bien nets puisqu'on ne lui a fait qu'une seule séance. C'est une ancienne résection du genou, du service de M. le professeur Poncet, dont l'état général était si grave que l'on allait pratiquer l'amputation. En traitement.

A vrai dire ce ne sont là que des débuts et l'on ne saurait tirer de ces observations une conclusion prématurée. Un traitement de la tuberculose ne s'improvise pas et demande de longues observations. Néanmoins nous avons eu déjà quelques succès dans d'autres tuberculoses et c'est ce qui nous a engagé à poursuivre dans cette voie. Si nous publions aujourd'hui ces quelques recherches, c'est que nous espérons les voir se multiplier. Dans aucun des cas que nous venons de signaler nous n'avons noté de signes d'intoxication ni du côté de la bouche, ni du côté de l'appareil digestif, ni enfin du côté des reins. Quant à l'idée qui nous a guidé dans cette voie nous l'avons si longuement développée dans un mémoire que nous publions en même temps que celui-ci que nous ne voulons pas davantage insister.

CONCLUSIONS.

En résumé nous avons montré, dans la première partie de ce travail, comment on devait envisager la cataphorèse électrique. C'est en somme un mode d'absorption nouveau qui permet d'introduire lentement et progressivement des médicaments à travers la peau et d'agir, au maximum, au point d'absorption que l'on arrive facilement à limiter au moyen de bains électriques. Il ne s'agit pas d'une électrolyse puisque l'absorption a lieu seulement au pôle positif.

Il faut tenir compte de ses deux facteurs, le courant continu et les modifications physiologiques qu'il produit, fait constant, et d'autre part de l'agent thérapeutique qui est variable.

Dans les maladies à troubles nerveux, l'électricité à haute tension a le rôle prépondérant; dans les maladies à ralentissement de la nutrition, c'est elle qui réveille les fonctions endormies en provoquant des oxydations et des combinaisons chimiques beaucoup plus actives; c'est pourquoi son rôle dans les rhumatismes aigu, subaigu et chronique, est surtout important.

Dans la goutte, les actions de la lithine et du courant sont combinées; si le courant provoque un afflux sanguin plus considérable avec les modifications chimiques qu'il entraîne, le lithium agit par contre sur les concrétions tophacées. Dans les anémies et dans la tuberculose, l'électricité n'est plus que le véhicule du médicament.

LYON

IMPRIMERIE DE L. BOURGEON

RUE DES MARRONNIERS, 7

LYON

IMPRIMERIE DE L. BOURGEON

RUE DES MARRONNIERS, 7